SUPPLÉMENT

AU

CHOLÉRA DE TOULON

DE 1835,

A PROPOS DE L'ÉPIDÉMIE DE MARSEILLE

DE 1865.

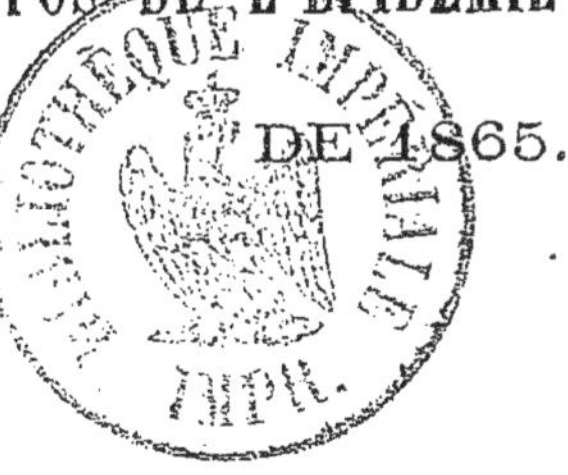

ERRATA.

Page 5,	12e *ligne*,	lesquelles agirent, *lisez* : lesquels agirent
» 7,	34e »	le prouver par, *lisez :* le prouver pour
» 8,	16e »	il s'appelait *Girard*. (Il n'est pas mort).
» 11,	25e »	puissance, *lisez* : puissance spécifique
» 23,	19e »	tant ce que, *lisez :* tant que
» 25,	32e »	sa permanence, *lisez :* la permanence
» 36,	34e »	des limites (1) cette note se trouve à la page 37.
» 37,	11e »	non définie encore (1) le commencement de cette note se trouve à la page 36.
» 45,	16e »	ses épidémies, *lisez :* ces épidémies

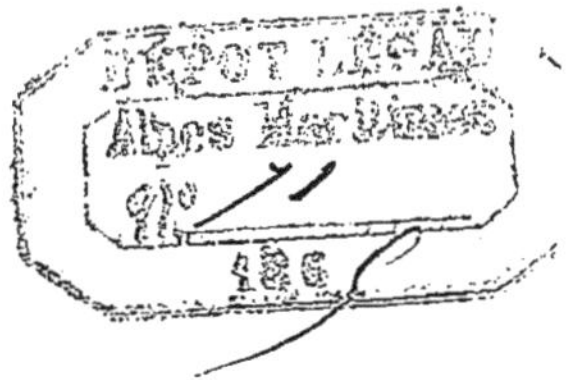

SUPPLÉMENT

AU

CHOLÉRA DE TOULON

DE 1835,

par le Docteur MARTINENQ,

CHIRURGIEN DE MARINE DE 1re CLASSE,
MEMBRE CORRSPONDANT DE PLUSIEURS SOCIÉTÉS SAVANTES, ETC ,
OFFICIER DE LA LÉGION-D'HONNEUR.

A PROPOS

DE L'ÉPIDÉMIE DE MARSEILLE DE 1865.

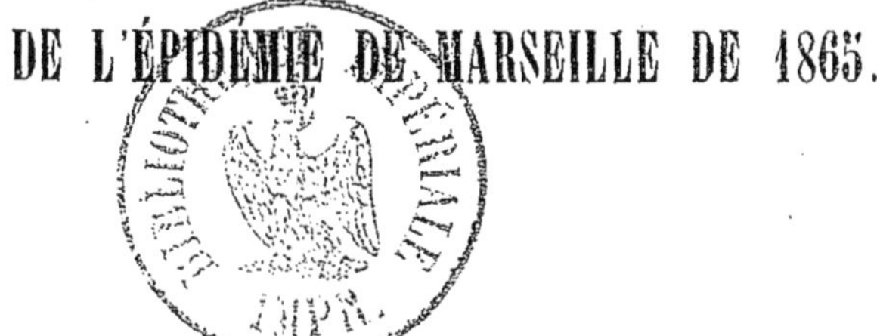

GRASSE,
TYP. ET LITH. H. IMBERT, PLACE DES AIRES.

1865.

OUVRAGES DU MÊME AUTEUR.

Fistule aérienne du Larynx, considérations anatomo-physiologiques sur la voix et la parole, dans le 2me numéro du *Journal de Physiologie* de Magendie, 1829 et les nos de juillet et d'août 1829 des *Annales physiologiques* de BROUSSAIS

Propositions de physique applicables à la médecine : et mécanisme matériel de l'intelligence. — Thèse. Montpellier 1832.

Choléra de Toulon de 1835, appréciations des causes qui le rendirent si terrible, et moyen d'en atténuer les funestes effets. Publié dans les bulletins de l'Académie en 1846 et en 1848, chez J. B. Baillière, à Paris; L. Laurent, libraire à Toulon.

Mémoire sur l'hygiène navale, publié par ordre du prince de Joinville, dans les *Annales Maritimes*, 1839, 2me partie, tome 2, page 948.

Feuilletons sur et contre l'homœopathie, Journal le *Toulonais*, du 12 décembre 1849 au 12 janvier 1850.

Cephalœmatome très-volumineux, guéri sans opération par un moyen nouveau. *Union médicale*, 1849, page 442.

Injections d'iode dans les articulations : (HYDARTHROSE du genou guéri par les), *Union médicale*, page 380.

Non contagion du Choléra, de ses causes et de son traitement général. *Union médicale*, 22 et 29 juillet, 8 et 15 août 1854.

Projet de Synthèse cholérique basé sur les observations faites en 1835, 1849, 1854, présenté à l'Institut en 1856.

Vitalisme et organicisme, *France médicale*, nos 33, 34, 35, 36 et 37, 1856.

Synthèse goutteuse (et traitement rationnel de la goutte). Par un goutteux héréditaire.

De la Fièvre puerpérale devant l'Académie Impériale de Médecine et des principes de l'hygiène et de l'organisme appliqués à la solution de cette question. — 1860. Paris. J-B. Baillière et Fils.

Lettre au docteur Simplice, sur la Congestion apoplectiforme. 1861.

Lettre au docteur Louis Boyer, à propos de son observation sur la diathèse purulente. *Union médicale*. — 1862.

Mariages consanguins. Article. *Union III*, page 513. — 1863.

Lettre au docteur Chavanne, à propos de la demande de retraite du professeur T***— 1864.

Pronation douloureuse de l'avant-bras chez les jeunes enfants, moyen simple d'y remédier. Article. *Union*, no 55. — 1854.

Tentative de suicide par le chloroforme à l'intérieur. Article. *Union* no 87 et *Journal de médecine* de Rouen, no 12. —1864.

Profession de foi médicale, et nouvelle théorie organicienne. *Union médicale de la Seine Inférieure*, no 12. 15 octobre 1865.

De la Vaccine et de la meilleure manière de vacciner présenté aux Académies de France et de Belgique. — 1865.

Protestation contre la reconstitution de l'Hôtel-Dieu dans Paris. *Union médicale de la Seine Inférieure*, no 15. — Juillet 1865.

Addition au Choléra de Toulon de 1835, à propos de l'épidémie de 1865. — Grasse 1865.

De l'Air Marin, de son influence sur l'organisme en général et en particulier sur celui des Phthisiques pulmonaires. — Paris. J B. Baillière 1865.

SUPPLÉMENT

AU

CHOLÉRA DE TOULON

DE 1835,

A PROPOS DE L'ÉPIDÉMIE DE MARSEILLE

DE 1865.

On paraît vouloir revenir à la transmissibilité absolue du choléra par les hommes et par les choses, à l'infection par conséquent, ainsi qu'à la contagion, et par déduction nécessaire alors, aux quarantaines telles qu'elles avaient lieu au bon temps des intendances sanitaires qui infligeaient cinq jours de prolongation à tout bâtiment qui perdait un homme pendant l'épreuve quarantenaire, qu'elle qu'en fut la cause.

L'un des plus éminents partisans de cette opinion a fait paraître sa justification dans : « *L'appréciation des principes sanitaires qui ont servi de bases aux communiqués de M. le Ministre de l'intérieur à propos du choléra de Marseille.* »

Les avis étant encore partagés, il doit être permis à tout docteur de faire connaître sa façon de penser. Du choc seul des opinions pourra naître la lumière vainement attendue depuis si longtemps.

Voici donc notre réponse :

Parmi les faits cités dans ce travail choisissons en un qui parait être le plus favorable à cette thèse rétrograde.

« *En 1834,* dit l'auteur de cette appréciation, *la frégate la* Melpomène *arrive à Toulon avec une partie de son équipage atteint du choléra.*

« *L'Intendance sanitaire la fait vider et traverser au vent. Les hommes sont descendus au Lazaret. Des forçats infirmiers, des gardes-chiourmes, venus de Toulon et qui n'avaient jamais mis les pieds à bord de la frégate,* tous *frappés par le fléau y succombèrent, tandis que le capitaine du lazaret et ses employés qui vivent à cinquante pas des infirmeries, mais sans communiquer avec elles, se conservent en bonne santé. Bientôt le mal s'éteint derrière les grilles et Toulon est préservé.* »

(*Gazette du Midi* 19 et 20 septembre 1865.)

Certes si tout s'était passé comme le dit notre très-honorable confrère, il aurait eu raison d'ajouter que de tous les faits celui-ci est le plus complet en faveur des quarantaines.

Mais, cherchant la vérité et ne voulant arriver qu'à elle, comme lui, dans l'intérêt de l'humanité, de la science et du commerce, je demande la permission de commenter ces faits d'après le point de vue que ma position exceptionnelle en 1835 a pu seule ouvrir devant moi, et qui seule aussi jette un jour nouveau et inespéré sur la question cholérique, en faisant observer que je ne prétends qu'au mérite d'avoir su profiter de cette position exceptionnelle, et que si, comme tous les autres médecins, je m'étais trouvé dans les mêmes circonstances qu'eux je n'eusse probablement pensé et agi que comme eux.

1° Le garde sanitaire, les forçats infirmiers, les gardes

chiourmes venus de Toulon, ont-ils *tous* été atteints, et sont-ils *tous* morts ?

Il faudrait que cela fut prouvé d'une manière irrévocable et alors seulement on pourrait être fondé à supposer qu'un foyer d'infection cholérique avait été formé au lazaret par les choses et les personnes de la frégate.

S'ils n'ont pas été *tous* malades, s'ils ne sont pas *tous* morts on pourrait, d'un autre côté, ne voir en ce qui arriva que le résultat de la prédisposition de ces individus venant du vaste foyer d'infections appelé Toulon ; prédisposition produite par les causes locales toulonnaises, et sur lesquelles agirent en même temps et la cause générale existant partout, et la cause locale développée au lazaret par l'accumulation, en ce point, de choses et de personnes plus ou moins malades ou exhalant des gaz ou des miasmes malfaisants.

Résultat rentrant ainsi dans l'explication que notre façon de penser permet.

Tous n'ont pas dû être malades, *tous* n'ont pas dû mourir. Les plus prédisposés ont dû pouvoir être malades et mourir, c'est ce qui arrive dans toutes les épidémies cholériques. Et si le capitaine du lazaret n'a pas été malade, c'est que vivant depuis longtemps hors de Toulon et dans un lieu aussi sain que le Lazaret, il n'avait pas la prédisposition que les autres apportèrent de cette ville, laquelle, comme on le fait observer, fut alors préservée ou eut l'air de l'être, mais seulement jusqu'en 1835, époque, où sans pouvoir dire qui l'avait apporté dans ses murs, un choléra plus terrible que partout ailleurs la décima épouvantablement.

En admettant une cause locale morbide, susceptible de provoquer le choléra, formée par les hommes et les choses de la *Melpomène*, on semble admettre la possibilité de la formation d'un foyer purement cholérique par des cholériques.

Ici commence et surgit la question majeure de l'infection et de la transmissibilité, mots dont il faut fixer le sens en s'expliquant sur le mode de transmission à reconnaître; en disant: si c'est par contact immédiat et action morbide sur la peau, ou par contact médiat au moyen de l'air et action morbide aussi sur la peau, et sur les poumons surtout.

Nous n'avons jamais été exclusif sur ce point. Nous avons dit et nous répétons, que si la contagion immédiate n'existe pas, s'il est possible de démontrer d'une manière irrécusable qu'elle n'existe pas (et tous les médecins qui ont soigné des cholériques peuvent fournir cette preuve) il n'en est pas de même de l'infection: que sagement et prudemment même il fallait agir, le cas échéant, et quelle que soit la maladie qui se présente, parce que toutes peuvent augmenter la viciation du milieu vital, oomme si elle pouvait exister, parce que dans le doute en pareille matière deux précautions valent mieux qu'une. Mais de cette concession à admettre qu'une réunion de cholériques, qu'un seul cholérique surtout, puissent toujours reproduire et communiquer leur maladie, sans prédisposition adjuvante dans les personnes qui communiquent avec eux, et au retour aux quarantaines dans un lieu limité; ainsi qu'aux cordons sanitaires dont l'inefficacité a été si généralement reconnue en tout temps, il y a bien loin. Nous nous expliquerons mieux tout à l'heure.

L'auteur de la dite appréciation dit savoir que : *l'on peut vivre au milieu des cholériques, communiquer avec eux sans être affecté de leur mal* : que deviennent alors la contagion et l'infection dans ces cas tellement nombreux qu'ils sont incalculables. Il dit aussi : *qu'en matière sanitaire un fait affirmatif complet, incontestable fait perdre toute leur valeur aux faits négatifs quels que soient leur nombre !*

Voyez où conduiraient ces deux propositions si un fil conducteur solide ne dirigeait pas dans ce labyrinthe de mots indéfinis, et de faits isolés non coordonnés par un principe vrai.

On peut vivre au milieu de cholériques sans avoir le choléra!... La contagion et l'infection ne sont donc pas absolues? Elles peuvent avoir lieu ou ne pas exister! des millions et des millions de faits prouvent effectivement qu'elles n'existent pas ou qu'elles ne paraissent exister que très-rarement. L'auteur lui-même, moi, tous les médecins qui ont suivi les épidémies, ainsi qu'une quantité innombrable de personnes, dans tous les pays du monde, qui ont vu, touché, fréquenté des cholériques et des lieux cholérisés sont là pour l'attester le démontrer irrésistiblement.

Dans ce moment-ci, 15 octobre, j'ai un de mes enfants chirurgien de marine à l'hôpital maritime de Toulon depuis le commencement de l'épidémie; il a fait son devoir comme tous les autres; il s'est trouvé attaché à une salle de 45 lits contenant 45 cholériques, il a fait le service des ambulances, il a soigné des malades en ville et il m'écrit qu'il se porte comme le Pont-Neuf. Dans cette ville il y a trois hôpitaux de la marine, un hôpital militaire, un hôpital civil, le personnel médical y est donc passablement nombreux; outre cela des médecins et des étudiants de Montpellier ont accouru pour étudier et soigner les choléras, eh bien! presque aucun membre de ce personnel médical n'a été malade! singulière affection! étonnante contagion! que celles qui respectent ceux qui les affrontent le plus! Si quelques médecins ou attachés aux hôpitaux sont morts, quelques raisons particulières indépendantes de l'infection et de la contagion l'expliquent presque toujours. Nous sommes à même de le prouver par les rares décès de Toulon.

Comment admettre après cela l'influence des lettres

sur les facteurs de l'arrivée ! qu'on croit avoir remarqué à Marseille. Je fais un appel au simple bon sens, au sens commun enfin.

J'ai dit *presque aucun*, parce que l'immunité n'a pas été absolue. Deux pharmaciens et un étudiant de Montpellier sont morts, deux pharmaciens ! c'est-à-dire deux des employés qui avaient eu moins de rapports avec les cholériques que les autres membres de ce corps, et dont l'un, porteur d'une gastralgie depuis plusieurs années, qu'il traitait avec du rhum, était maladif et souffrant depuis longtemps ; quelle plus grande probabilité faut-il en faveur de la prédisposition comme cause principale des atteintes ! et un étudiant dont le nom doit être connu parce qu'il a mérité l'estime et l'admiration de tous par son héroïsme de dévouement et de conviction ; il s'appelait *Girard*. Convaincu de la non contagion du mal, il n'a reculé devant aucune fatigue ni devant aucune preuve pour tacher de rassurer les masses émues ; il a été jusqu'à mettre sur sa langue de la sueur des cholériques, des mucosités noires de la bouche des malades et il est mort *à la peine*, car c'est plutôt la peine et la fatigue qui l'ont tué que les épreuves, admirables sans doute ; mais bien inutiles au milieu d'un foyer d'infection aussi fort que celui dans lequel il les faisait, ce foyer pouvant et devant compromettre la valeur de ses épreuves en lui donnant la prédisposition cholérique, que ses contradicteurs ne manqueront pas d'attribuer à ce qu'il a fait.

Ainsi donc à Toulon, comme ailleurs, comme partout, quelques faits au contraire, facilement compréhensibles par toute autre raison que par la contagion ou l'infection seules, en très-petits nombre relativement à ces faits si nombreux et négatifs, (car enfin qu'est-ce que : 2254 décès en 1849 et 3069 en 1853-54 pour un ville comme Marseille relativement à une population de près de 300,000 âmes. 1679 décès à Arles en 1853-54 : 1084 à Toulon en 1853-54 : 56 à Lyon en 1849, et 249 en 1853-54 : 174 à Besançon en 1853-54 : 128 à Strasbourg en 1849, et 462 en 1853-54 : 461 à Toulouse en 1853-54 : 344 à Bordeaux en 1832 ; 703 en 1849, et 716 en 1853-54 : 909 en 1849, 955 en 1832, et 31 en 1853-54 à Lille : 1100 en 1832 à Nantes, 1103 en 1849, 783 en 4853-54 : 60 à Rouen en 1832 ; 367 en 1849 ; et 107 en 1853-54 : 186 à Nancy en 1832 ; 206 en 1849 et 391 en 1853-54 : 250 à Dijon en 1853-54 seulement : 975 à Orléans en 132, 237 en 1849, et 54 en 1853-54 : 175 à Tours en 1853-54 seulement ; 1295 à Montpellier en 1853-54 seulement ; 16,572 à Paris en 1832 ; 10950 en 1849 et 7626 en 1853-54 ; tandis qu'en 1865 l'épidémie y passera presque inaperçue grâce aux transformations hygiéniques tant critiquées que le gouvernement lui fait éprouver : quelques cas dont on n'a pas tenu compte, à Grasse où j'écris, en 1849 et aucun en 1865 etc. Comment ces chiffres comparés à la population générale de la France qui approche de 40 millions et à la masse des individus épargnés ou non atteints ne donnent-ils pas l'idée de la faiblesse relative de la cause générale, de la force absolue des conditions antihygiéniques locales de celle des prédispositions individuelles ?) quelques faits peu nombreux, avons-nous dit, semblent prouver que l'infection *parait* exister quelque fois seulement ! et ces quelques faits feraient perdre *toute leur valeur* à ces millions de faits contraires ?... lorsque les premiers peuvent trouver leur raison d'être dans des coïncidences, ou dans des circonstances particulières qu'il est toujours plus ou moins facile de découvrir et de rendre responsables des évènements, pour peu qu'on sache les chercher ?..

D'après les partisans de la transmissibilité absolue du choléra, un seul individu, même non encore malade mais portant en lui ce qu'ils entendent par germe, suffirait pour empoisonner de proche en proche tout un royaume, et petit à petit le monde entier... mais la foudre n'est pas plus puissante ni plus rapide dans la marche de ses effets ! ! mais il n'existerait pas de poison plus subtil plus instantanément mortel, plus inévitable ! et cependant on convient, parce que les faits sont là, *qu'on peut vivre au milieu de lui, le respirer, l'avaler, le toucher sans en ressentir le moindre mauvais effet.* Que quelqu'un accorde et explique ces contradictions, s'il le peut, quant à moi j'y renonce.

Il est des gaz instantanément mortels et rapides à ce degré dans leur action mortifère sur l'organisme ; celui des fosses d'aisance, par exemple, eh bien ! qu'un nombre quelconque d'individus, prédisposés ou non, malades ou sains se soumettent à son influence, et *tous* tomberont comme des capucins de cartes, nul ne sera épargné, des milliers et des milliers d'exceptions ne se feront pas remarquer comme on les observe pendant l'action du prétendu poison cholérique, qui choisit celui-ci et respecte ceux-là, qui est tout puissant sur certains individus et sans influence fâcheuse sur tant et tant d'autres. Arrrangez tout cela si vous le pouvez, je le répète, quant à moi j'y renonce parce que j'en vois l'impossibilité avec les idées de transmissibilité *absolue*, tandis qu'avec les miennes tout s'explique de la manière la plus simple et la plus logique. *Veritatis sermo est simplex.*

Un fait positif de transmissibilité, d'infection suffit, dit-on, non pas seulement pour infirmer les faits négatifs contraires mais encore pour faire perdre à ces derniers *toute leur valeur*. En sorte qu'un seul fait apparent de transmissibilité suffirait pour annuler les millions de faits positifs contraires, les reléguer dans le domaine de l'illusion et dire qu'il sont faux ?

Il n'est pas possible d'accorder cela, car, si un fait doit en annuler mille, mille doivent encore mieux pouvoir annuler un seul fait contraire à eux. D'autant plus qu'il est toujours difficile de démontrer, et je ne sache pas qu'on ait pu jamais dire que tous les individus atteints de choléra ont touché un cholérique et qu'ils sont immédiatement tombés malades après l'avoir fait. Or il faudrait cela pour constater indiscutablement la contagion et l'infection, attendu que les personnes qui n'y croient pas ont toujours autant d'apparence de raison pour affirmer leur croyance, en soutenant que le développement des symptômes cholériques chez les personnes qui ont été en rapport immédiat ou médiat avec les cholériques, est une affaire de pure coïncidence, due à l'action inappréciable pour nous de la cause générale sur ces individus prédisposés au moment, ou peu de temps après leurs rapports avec les prétendus *transmetteurs*.

Lorsque le choléra se déclare dans l'Inde, sur les bords du Gange, par la seule force ou influence des miasmes du fleuve et des conditions morbides locales ainsi caractérisées par les premiers observateurs de la maladie sur les bords de ce fleuve : *chaleur humide du climat, intoxication palustre des bords du Gange et négligence des soins hygiéniques*, personne ne l'y apporte. Le fléau s'y développe de lui-même sans avoir besoin de la contagion ou de l'infection préalables. Pourquoi n'en serait-il pas de même ailleurs sous l'influence d'une cause générale atmosphérique ayant la puissance des miasmes du fleuve indien, n'étant même, si l'on veut, que ces miasmes eux-mêmes mêlés avec l'air qui entoure la terre, et aidés d'une intoxication et d'une négligence locale des lois de l'hygiène?

Marseille va chercher bien loin ce qu'elle a dans son sein, à savoir : des causes locales infectieuses qui prédisposent ses habitants à être morbidement et mortellement atteints, lorsqu'une constitution médicale pathologique du milieu dans lequel l'espèce humaine est obligée de se mouvoir pour y puiser des éléments de vie ou de mort, existe.

Marseille a eu six fois le choléra, elle l'a une septième fois en ce moment-ci, elle l'aura indéfiniment tant que les lois les plus simples et les plus importantes de l'hygiène y seront aussi inintelligemment violées et méprisées.

On prétend qu'en assainissant le Gange on assainirait le monde entier et on ferait disparaître le choléra. Ainsi soit-il.

Mais le Gange est aussi vieux que la terre et jamais le choléra *gangique* n'était arrivé jusqu'à nous ! C'est dit-on parce que autrefois les moyens de communication étaient beaucoup moins prompts et moins faciles, et que les pèlerins musulmans en regagnant leur patrie par terre, et en s'éparpillant dans les routes qu'ils prenaient, donnaient ainsi le temps aux miasmes dont ils étaient porteurs, de s'atténuer par la dissémination etc. Mais le fameux germe dont ils étaient porteurs aussi, que devenait-il?... Mais en 1832 les moyens faciles et prompts de transport de la Mecque en Afrique et en Europe n'étaient pas nombreux; il n'en existait même pas du tout dans la Mer Rouge, ni plus loin, et cependant l'épidémie de cette année ne le cédait en rien pour l'universalité et pour l'intensité à celles qui ont eu lieu lors-la vapeur a paru dans ces contrées. Evidemment toutes ces raisons sont insuffisantes et ne valent pas l'explication simple que ma façon de penser sur le problème cholérique me permet de donner : — cette explication la voici : — quand le choléra asiatique était inconnu chez nous, c'est que le milieu dans lequel nous vivons n'avait pas acquis, par le temps ou par toute autre cause, la constitution propre à nous rendre cholériquement malades lorsque les causes d'insalubrité, existant partout, étaient parvenues à modifier morbidement nos organismes au point voulu pour que cette constitution médicale nouvelle et morbide put agir sur nous à sa manière, laquelle paraît être la manière des miasmes indiens, Beaucoup se *récrient* contre l'admission de cette constitution atmosphérique nouvelle ! Mais ses effets sont patents, tout ce qui se passe suffirait pour la prouver à un enfant ; et puis, l'analogie et la géologie ne tendent-elles pas à en faire supposer l'existence ? L'atmosphère a-t-elle toujours été ce qu'elle est ? Était-elle ce qu'elle est quand la terre était en feu ? Si elle a changé depuis lors, pourquoi ne changerait-elle pas continuellement un peu à mesure que la terre vieillit ? Si l'atmosphère des premiers temps avait été ce qu'elle est aujourd'hui est-ce que les animaux qui existaient alors eussent jamais vu le jour ? Supposons qu'à l'époque de leur existence Dieu eut subitement donné au milieu dans lequel tous ces êtres aujourd'hui perdus vivaient, la constitution qu'il devait avoir quelques milliers d'années plus tard, ce changement n'eût-il pas provoqué des troubles aussi terribles et aussi mortels en eux, que ceux que nous éprouvons aujourd'hui sous l'influence des qualités nouvelles qu'il a acquises et auxquelles nous ne sommes pas encore faits depuis quarante ans, au moins? Ne faut-il pas avoir vécu sans réfléchir un instant sur ce qui se passe autour de nous pour ne pas reconnaître que les saisons sont troublées, que les récoltes sont interverties, que la régularité dans les phénomènes météorologiques n'existe pas plus que celle des récoltes, que tous les animaux et tous les végétaux ont été ou plus ou moins malades alternativement, en Australie même dans ce moment ci où les bêtes y meurent par milliers comme en Angleterre ? Dans nos pays, par exemple, on comptait invariablement sur une récolte d'olives tous les deux ans dans toute l'étendue de la contrée ; depuis bientôt quinze ou vingt ans il n'en est plus de même. Les oliviers fleurissent dans telle commune et non dans telle autre ; il y a récolte dans dans tel arrondissent et non dans tel autre ; dans la même propriété quelques arbres fleurissent et d'autres non. L'époque de transition est flagrante, et tous les êtres qui vivent sous elle, tous en subissent de déplorables effets.

Quoiqu'il en soit cependant et pour ne pas trop sortir du cadre restreint que doit garder ce supplément, admettons qu'on obtienne au moins une diminution des causes cholériques de l'air par l'assainissement du Gange, révoquera-t-on en doute la fâcheuse influence des causes locales morbides par les erreurs hygiéniques dont nous nous rendons coupables en tous lieux et en tout individu? Personne n'a encore osé le dire carrément, et l'énorme majorité des penseurs sont d'accord pour les déplorer et en demander la cessation. Eh bien! assainissons le Gange, mais n'oubliez pas d'assainir Marseille, Toulon et tous les lieux qui leur ressemblent, et vous enlèverez au choléra ce dont il a le plus besoin pour son développement et ses excès. En assainissant l'Inde vous détruirez le germe que vous admettez. En assainissant les lieux malsains vous ferez disparaître les terrains propres au développement de ce germe. Nous avons, dans ce moment-ci à Grasse, des réfugiés Marseillais, Seynéens et Toulonnais, et Grasse est indemne. Où est donc la contagion, l'infection, le germe, la transmission et tous ces mots effrayants qui feraient reculer même la charité chrétienne si l'abnégation n'était pas son principal mobile? Et Grasse restera indemne parce que des édiles intelligents l'assainissent plus qu'elle ne l'était. Est-ce qu'ils ne font pas mieux que de rester sales et de refuser l'entrée de leur territoire aux réfugiés?

Ce que je dis ici de Marseille peut se dire de Toulon, de la Seyne, de Constantinople, d'Alexandrie, d'Ancône, de tous les lieux qui furent, qui sont et qui seront cholérisés tant qu'ils resteront ce qu'ils sont, de tous ceux enfin où les mêmes causes anti-hygiéniques, et anti-vitales par conséquent, existeront.

Trente-cinq ans d'expérience nous prouvent, hélas ! que ces lieux resteront ce qu'ils ont toujours été, à moins qu'un incendie, *providentiel* aurai-je envie de dire, ne vienne y faire une police hygiénique suffisante comme à Constantinople : moyen violent, mais souverain et nécessaire pour assainir enfin les alentours de la *Sublime Porte*, si, bien conseillée et bien avertie, cette sublime erreur de temps, de lieu et de civilisation profite de l'occasion pour reconstruire sa capitale d'après les plans impériaux de Paris.

Je viens de prononcer le mot constitution épidémique, du milieu nécessaire à notre constitution. Eh bien ! N'est-il pas incroyable de voir *l'Union médicale* du 21 septembre, N° 113, 1865, malgré la généralisation si étendue du fléau et sa présence à Paris même, nier et s'obstiner à renier, contre le dire sensé et logique du docteur Gorlier, l'existence de cette constitution morbide cholérique, parce que la maladie paraît ne pas encore exister à Paris épidémiquement au moment où le choléra se montre dans divers et multiples points de l'Asie, de l'Afrique, de l'Europe et de l'Espagne etc,, etc , et sous prétexte qu'il n'est pas assez fort à Marseille pour ne pas avoir fait disparaître tout autre forme morbide.

L'Union ne nous avait pas habitué à si peu de logique, de longueur de vue et de justesse dans ses appréciations.

Comme s'il ne pouvait exister que des catharres pendant une constitution catharrale, que des dyssenteries dans une dyssentérique etc. (1) Depuis que j'ai écrit ce qui précède, le choléra s'est déclaré à Paris, *l'Union* niera-t-elle toujours la constitution cholérique générale, elle le peut en invoquant une insuffisance, la transmission ou l'importation démontrée ou supposée, ainsi qu'on ne cesse

(1) Voir le rapport de M. Gallard à la Société des Hôpitaux de Paris.

pas de le faire ailleurs. Elle est portée à croire, dans le même article, que la propriété contagieuse du choléra n'existe pas, et elle y admet la transmission de la maladie de l'Inde à la Mecque par les pélerins musulmans indiens; de la Mecque à Alexandrie par les pélerins africains ; d'Alexandrie à Marseille par les bâtiments venus dans la cité phocéenne ! Et Toulon ? et la Seyne ? Et Paris ? Et Ancône ? Et Séville ? Et Barcelonne ? etc., etc., etc. Encore une fois, *l'Union* ne nous avait pas encore habitué à une telle légèreté d'argumentation et à une aussi courte vue.

Si la Mecque était un modèle d'hygiène, que l'encombrement des pélerins y eut été empêché, et que les pélerins de l'Inde y arrivant avec le choléra y eussent immédiatement produit la maladie, on pourrait être tenté d'admettre, à la rigueur, une pareille et seule origine du fléau, quoique l'encombrement seul puisse suffire pour comprendre son développement spontané sous l'influence d'une constitution atmosphérique particulière. Mais on sait ce qui s'est passé à la Mecque, là comme ailleurs la superstition a produit ses fruits habituels et amers. Les exagérations religieuses, qu'on prend trop souvent partout pour la vraie religion, y ont créé un immense foyer d'infection, et la maladie s'est déclarée parmi tous ces imbéciles et a pris la forme cholérique parce que l'état actuel de notre milieu le veut ainsi. Arrivés à Alexandrie, ils ont augmenté l'intensité des miasmes morbigènes que nous savons exister dans toutes les villes du Levant, villes contre lesquelles on se croisait jadis pour en chasser leurs sots habitants, et pour lesquels on se croise aujourd'hui pour y perpétuer l'ignorance, la superstition et la saleté ; villes où l'hygiène n'est pas même connue de nom et où la peste a élu domicile, et la forme maladive voulue par la constitution atmosphérique actuelle s'y est déclarée. L'action simultanée de la constitution atmosphérique cholérique et des miasmes locaux ayant atteint le degré voulu, coïncidemment avec l'arrivée à Marseille d'un navire alexandrin, la maladie y a surgi et a été attribuée à cette arrivée; ainsi des autres cas. Nier cette constitution générale autant vaudrait nier le choléra. Car, enfin manque-t-il de lieux dans lesquels, pendant quelque épidémie cholérique que se soit, on n'ait pu trouver aucun indice pour rattacher l'invasion cholérique à l'importation? Manque-t-il de lieux où le choléra ait éclaté spontanément sans pouvoir dire : il nous a été importé par telle ou telle personne, par telle ou telle chose? Lisez les *Considérations sur l'origine, la cause et le mode de propagation* du docteur FOISSAC, et vous resterez convaincus qu'il n'en manque pas.

Des foyers d'infection locaux, des prédispositions individuelles par certaines manières de vivre, suffisent partout pour rendre cholériquement malades les habitants des lieux où tout cela existe, spontanément et sans transmission nécessaire, lorsque le milieu dans lequel nous nous mouvons est constitué de manière à développer la forme cholérique plutôt que toute autre.

La Mecque est transformée en un vaste foyer de pourriture, d'infection et d'encombrement, et le choléra se déclare !...

Alexandrie, comme toutes les villes turques, est d'une saleté et d'une infection permanente, où de pauvres, absurdes et infects pélerins arrivent, et le choléra se manifeste !

Marseille a un port d'une infection remarquable, chaque maison est surhabitée, et le choléra surgit !....

Toulon est peut-être pire que Marseille sous ces deux rapports, et le choléra s'y développe !

La Seyne est remplie de foyers d'infections et d'encombrement et le choléra la dévaste !

Mais qu'y a-t-il d'étonnant ? et qu'est-ce que cela peut

logiquement prouver? si ce n'est la toute puissance des causes antihygiéniques locales pour rendre malade, et celle de la constitution atmosphérique actuelle pour la forme cholérique? C'est le contraire qui frapperait à juste titre d'étonnement.

Je ne connais pas Ancône mais j'affirme, comme je l'affirmai en 1854 au préfet du Var à propos de *Laverdière*, (petit bourg sur la montagne, ventilé et peu habité, et qui pourtant venait de présenter des cas de choléra,) qu'à *Laverdière*, comme ailleurs, des causes locales infectieuses expliqueraient le développement de la maladie, et après une enquête, le Préfet avoua par des circulaires aux maires que j'avais raison; eh bien! il en est de même pour Ancône et j'affirme de par ma conviction (que trente années d'études cholériques n'ont fait que consolider) qu'Ancône doit être sale et mal hygiéniquement bâtie ou admininistrée; sans cela elle n'aurait pas eu le choléra.

Le choléra est pour nous un *criterium* plus positif de l'hygiène des villes, que la disparition des autres maladies ne saurait l'être, ainsi que le veut *l'Union*, pour affirmer une épidémie cholérique. Quelle exagération!!! Toujours, tant que l'atmosphère terrestre sera constituée comme elle l'est depuis bientôt quarante ans, la forme cholérique dominera ou se montrera dans les maladies en général, et plus ou moins, selon mille circonstances variables comme les lieux et les individus.

Toujours, tant que cette constitution existera les foyers d'infection ou les erreurs hygiéniques quant au régime et aux *ingesta* surtout, produiront des maladies à forme cholérique en général.

Détruisez les foyers d'infection, vivez sagement, hygiéniquement et la constitution médicale cholérique pourra vous indisposer, sans doute, mais ne tuera pas, ou peu; la mort sera l'exception.

Preuves ? le vaisseau *la ville de Marseille* et l'*Artémise* en 1835, et mille autres que je relaterai ailleurs, si celles-ci qui devraient suffire ne suffisaient pas.

Toute autre idée sur le choléra conduit à des énormités thérapeutiques ou prophylactiques, en opposition avec le plus simple bon sens et la logique la plus ordinaire.

Voyez, répéterons-nous, où conduit la théorie de la transmission sans préciser si cette transmission se fait par contact ou par infection ?....

Aux quarantaines ! aux cordons sanitaires ! On sait à quoi s'en tenir sur la valeur de ce dernier moyen ; on n'ignore pas avec quelle dérision le choléra les a toujours traités, or, qu'est-ce qu'une quarantaine si non un cordon sanitaire autour d'un navire ? Pour être juste et conséquent les partisans de ces idées devraient mettre Marseille en quarantaine ! Qu'est-ce en effet que Marseille infectée, sinon un immense vaisseau de trois cent mille hommes d'équipage ?

Loin de là, ils permettent et ils provoquent l'émigration, et ils font bien, mais c'est de l'inconséquence ; mais, alors, pourquoi ne pas permettre l'émigration des habitants d'un navire ? Elle devrait être bien moins dangereuse, vu le nombre !

Le choléra est infectieux ou il ne l'est pas ? S'il est infectieux, il faut disséminer les éléments de l'infection au point de les rendre inoffensifs par leur atténuation.

S'il ne l'est pas, pourquoi concentrer des hommes et des choses pour créer de l'encombrement et ce qui s'en suit inévitablement. Lisez les œuvres d'un maître bien autrement important que moi, M. Piorry; que les esprits superficiels n'ont jamais pu comprendre ; duquel je ne connaissais pas les travaux dont je vais parler quand j'ai écrit mon premier essai sur le choléra, et avec lequel je suis heureux de me rencontrer en pareille occurrence ; lisez ses mémoires *sur l'encombrement*, *sur la fièvre typhoïde*, *sur les épidémies*, *sur les habitations privées*, son *traité de médecine etc.* Lisez ses écrits et peut-être serez-vous plus accessibles à la vérité qu'en me lisant, aujourd'hui que ce médecin éminent commence à être compris et apprécié pour ce qu'il vaut.

Il faut bien peu connaître la facilité de l'absorption instantanée par la muqueuse pulmonaire d'un air vicié, et de la viciation du sang qui s'en suit instantanément aussi, pour ne pas comprendre la prédisposition morbide préparatoire des habitants des grandes villes, et pour ne pas en faire la condition principale de l'invasion de la maladie ou des maladies que le milieu dans lequel l'espèce humaine doit vivre porte en lui-même selon son état actuel. Ce milieu change, il n'est plus ce qu'il était au commencement du monde. S'il n'avait pas changé, nous y verrions ce qui existait alors, et ce n'est pas notre espèce qui y dominerait. Tout passe en ce monde, la terre elle-même passe quoique lentement mais personne ne dira qu'elle ne change pas peu ou prou en vieillissant.

Dans aucun cas la quarantaine telle qu'on la faisait jadis, (et le soussigné sait à quoi s'en tenir, car il en a fait plus de dix), ne saurait être logique et utile. Or la logique doit être la reine du monde, et le monde ne sera bien dirigé que lorsqu'il le sera par elle.

L'essentiel est de partir de principes vrais que la science aidée du bon sens peut seule aider à établir.

Il ne s'en suit pas de tout ce qui précède qu'il faille recevoir sans précaution un navire venant d'un lieu infecté de quelque maladie que ce soit, choléra ou toute autre.

Le simple bon sens et la vraie hygiène nous ordonnent dans ce cas de disséminer les hommes et les choses de ce navire, de les désinfecter par une aération pure au moins, puis de les mettre à même de respirer un air sain et pur ; et si après cela, le choléra, par exemple, se déclare dans une localité, tenez pour certain que c'est cette localité qui doit en porter la responsabilité.

Assainissez-la, désinfectez-la, faites cesser tout encombrement de choses et de personnes, non seulement pendant le temps de l'épidémie, mais *toujours*, et la forme épidémique quelle qu'elle soit ne paraîtra plus.

Mettez enfin ces cités maladives dans les conditions de celles qui ne le sont pas, ou qui le sont peu, ou jamais, et vous aurez agi autant logiquement, scientifiquement, chrétiennement, et, ce qui n'est pas moins important, aussi bien thérapeutiquement que nous pouvons le faire aujourd'hui.

J'allais clore ces réflexions lorsque la lecture des nouvelles sur le choléra de Marseille et de la Seyne m'a fait sentir le besoin d'ajouter ce qui suit relativement au prétendu *germe* que les émigrants des pays cholérisés portent avec eux, dit-on, pour le répandre partout où ils vont. C'est là le grand cheval de bataille des contagionistes et des *infectionistes*, il s'agit donc de réduire cet argument à sa véritable valeur pour en finir avec les illusions fâcheuses qu'il entretient.

Je pourrais renvoyer à la page 26 de mon *Choléra de Toulon de 1835*, parce qu'alors, comme aujourd'hui, je m'aperçus que les faits susceptibles de donner l'idée d'un germe pouvant être transporté au loin par celui en qui il existe, ne la faisaient naître, que parce qu'on négligeait de tenir compte de la principale donnée du problème cholérique, à savoir : *la cause générale* : et que par le moyen de cette inconcevable négligence on s'enlevait la possibilité de rendre raison de ces faits autrement que par une erreur ou une insuffisance flagrante pour l'énorme majorité des cas.

Le germe, répéterons-nous donc ici (1), n'est que la

(1) Voir la page 26 du *Choléra de Toulon en 1835*.

prédisposition acquise dans un milieu malsain, ou par une manière de vivre morbigène ; prédisposition rendant celui qui en est atteint très-apte à être plus ou moins fortement et mortellement même impressionné, modifié par toute cause morbide générale existant partout, dans les lieux sains en apparence comme dans les lieux non sains, en temps d'épidémie générale. Avec cette manière de comprendre les faits, j'ai pu expliquer ce que l'émigration des Toulonnais en 1835 faisait observer dans les lieux où ils se réfugièrent, sans être obligé de recourir à la contagion ou à l'infection que rien ne démontrait en mille autre lieux différents.

Avec elle, je pourrai aujourd'hui, bien mieux qu'avec les idées des contagionistes et en ne négligeant rien de ce que la raison et l'observation obligent d'admettre dans les épidémies générales, c'est-à-dire : les causes générales, les locales, et les individuelles ; avec elles, dis je, je pourrai aussi bien qu'alors faire comprendre et expliquer les faits qui, vus à travers le prisme trompeur et raccourcissant d'une idée théorique insuffisante et fausse, servent à nos contradicteurs pour fausser l'opinion, pour faire prendre de fausses, insuffisantes et ruineuses mesures, et entretenir une panique sans raisons plausibles, et désastreuse pour les intérêts de tous.

Deux faits bien simples vont me suffire pour faire voir combien la préoccupation offusque et empêche de voir les choses telles qu'elles sont.

Une petite ville de douze à quatorze mille âmes, *La Seyne*, à côté de Toulon, remarquable par les foyers d'infection et d'encombrement qu'elle contient, a été envahie par le choléra d'une manière terrifiante. Aussi n'y est-il plus resté que très-peu d'habitants.

Celui qui écrit ces lignes a été maire de cette ville, et en 1854 il avait prédit ce qui vient d'arriver. Menacé d'une épidémie à cette époque, le soussigné prit un arrêté dont un des articles demandait l'autorisation d'entrer dans les lieux publics, tels qu'auberges, *logeries*, hôpitaux, collége, etc., etc., afin de faire cesser les encombrements et les foyers d'infection existant. Cet article fut rejeté par l'autorité préfectorale parce que la loi, (loi absurde évidemment, quoique loi) ne lui permettait pas d'aller jusque là. Le conseil d'hygiène fut convoqué, il pouvait, vu la flagrance de l'épidémie, prendre des décisions souveraines relativement à la salubrité publique. Deux médecins en faisaient partie ; l'un, lié par l'administration dont il faisait partie, crut devoir combattre l'article, l'autre, craignant que cet antécédant, s'il était adopté, ne permit un jour d'empêcher les maisons de Toulon encombrées à un degré incroyable, de cesser d'être autant de foyers d'infection, et de diminuer ainsi les forts loyers qu'elles procuraient, en fit autant et mon article fut rejeté, et la Seyne et Toulon continuèrent à être des modèles d'infection ; et la Seyne et Toulon ont eu, ont et auront le choléra tant ce que cet ordre de choses existera sur la terre et dans l'atmosphère.

La Seyne, donc, a été cette année éprouvée cholériquement même plus que Toulon et que Marseille, relativement parlant. Il n'y est pas resté trois mille âmes, et le combat a fini faute de combattants. Aussi lisons-nous dans la *Gazette du Midi* du 23 septembre 1865 :

« On n'a plus constaté de décès cholériques, mais le mal paraît s'attacher aux pas des fuyards dans la campagne où ils *s'agglomèrent*, surtout vers les *Sablettes.* »

Un enseignement complet surgit de cette sale petite ville et des simples faits qui s'y sont développés.

Le choléra s'y développe pendant qu'il se fait observer à Toulon, à Marseille, à Arles, à Barcelonne, à Séville, à Constantinople, à Alexandrie, à Beyrout, à Ancône, en Italie, etc., etc., etc. Qui osera dire qu'une cause générale atmosphérique de cette maladie n'existe pas? Autant vaudrait dire qu'il fait nuit en plein midi ; aussi ne m'en sens-je pas la force, et je continue à argumenter dans ce sens bien certain de ne pas être démenti par les gens de bon-sens et de logique, les seules dont la sanction soit désirable.

Le choléra s'y développe donc sans que les campagnes circonvoisines le présentent, et cependant dans les campagnes distantes d'elle, comme le quartier dit des *Sablettes*, de deux ou trois ou quatre milles au plus, il n'est pas possible de supposer que cette cause générale n'y agissait pas, n'y était pas aussi bien présente qu'à la Seyne. C'est bien ici le cas de faire la même demande que je me fis en 1835, lorsqu'on mourait comme des mouches empoisonnées à Toulon, tandis qu'à bord du vaisseau où j'étais, et qui n'était pas plus éloigné de Toulon que les *Sablettes* de la Seyne, on y était plus ou moins indisposé, on y ressentait évidemment l'influence de la cause générale, on y observait même quelques choléras, mais sans en mourir.

Refaisons-nous donc la même demande, pourquoi donc tant de morts à la Seyne et si peu ou point de malades à trois ou quatre milles de là? c'est qu'il existait à la Seyne, outre la cause générale, des causes locales qui n'existaient pas là où l'on ne mourait pas. Ceci ressemble encore à deux et deux font quatre. Je continue donc sans crainte d'objections sérieuses.

Les Seynéens émigrent, quelques-uns vont aux *Sablettes* où on ne mourait pas, et là où ils arrivent avec leur prédisposition, que les gens à courte vue appellent *germe*, ils y tombent malades comme s'ils étaient restés à la Seyne.

Pourquoi ?

Parce que la maladie choléra épidémique n'est pas seulement due à des causes locales, mais encore à une cause générale, qui se retrouve partout en temps d'épidémie. Les émigrants ne sont pas venus aux

Sablettes avec un *germe*, mais avec une prédisposition au mal déterminée par l'action des causes locales qu'ils fuyaient, mais dont ils avaient subi l'influence pendant de longues années. Si vous appelez cette prédisposition *germe*, il faut admettre que ce *germe* n'a pu être contracté que par les conditions maladives du lieu qu'ils abandonnent ; que ces conditions sont le milieu vicié nécessaire pour la formation de ce *germe*, pour son développement ultérieur, et pour son explosion lorsque sa maturité est complète : il devrait donc cesser de progresser, et son explosion mortelle devrait ne pas avoir lieu du moment que les raisons de cette progression et de cette explosion n'existent plus? comme une graine à qui il faut pour *germer* et *fructifier* des conditions de terrain, de chaleur et d'exposition particulières, cesse de germer de s'élever et de fructifier si on la transporte du lieu convenable à ses fonctions, pour la placer là où toutes ces conditions d'existence pour elle n'existent pas. Pourquoi donc en est-il autrement du germe cholérique? Eh mon Dieu ! parce que la condition générale et principale du développement et de l'explosion du germe, ou prédispositions cholériques, formée à la Seyne, n'est pas seulement à la Seyne, mais qu'elle est actuellement partout, et aussi bien aux *Sablettes* qu'ailleurs, quoiqu'en dise l'*Union*, et qu'elle y sera tant que la constitution atmosphérique *cholérique* dans laquelle nous vivons depuis la première apparition du choléra en Europe, n'aura pas cessé. Est-ce que depuis cette époque le choléra a jamais cessé complétement? Est-ce que depuis lors toutes les années, les villes à choléra (par leur fausse hygiène, n'ont pas présenté toujours quelques cas prémoniteurs de sa permanence en ce sens du milieu atmosphérique? Pourquoi le choléra a-t-il paru cesser à la Seyne par l'émigration? Pourquoi les deux ou trois mille habitants restant ne sont-ils plus malades ? N'est-il pas évident que c'est seulement parce que l'encombrement a cessé, que l'air de la Seyne a été rendu plus pur, et que la cause générale que les émigrants n'ont pas pu emporter, restée seule et privée de son auxiliaire local, la viciation de l'air, n'a que sa force propre, laquelle n'est plus assez intense pour perturber même légèrement les organismes restant, dont la résistance aux premières attaques prouve la moindre prédisposition. En fuyant, les émigrants n'ont pas emporté l'atmosphère de la Seyne ! En accordant qu'ils en ont emporté une portion relative à la grandeur de chacun d'eux, comment admettre sérieusement que cette petite portion ait plus de puissance morbide que la masse entière restante qui ne rend plus les retardataires malades, tandis que la fraction emportée par l'émigrant le tue plus loin, et en tue d'autres ? Allons, allons ! tout cela ne peut pas se dire sérieusement tant la logique en est blessée. Dans un cas semblable, empêchez l'émigration, mettez en quarantaine la ville atteinte, et en perpétuant la réunion des deux causes générales et locales nécessaires pour tuer, vous n'obtiendrez la cessation du fléau que lorsque tous les habitants auront été enterrés. Disséminez les populations atteintes ainsi qu'elles ont le bon sens de le faire sans en demander la permission, nettoyez les lieux qu'elles habitaient, et vous verrez disparaître le mal comme par enchantement malgré la permanence de la constitution médicale morbigène existant, et la prétendue importation.

Tout cela je le répète ressemble à deux et deux font quatre et on éprouve un certain sentiment d'ennui à voir la peine qu'il faut se donner pour prouver, quoi ?

L'évidence.

Autre fait aussi remarquable, aussi clair, aussi problant, et aussi singulièrement apprécié que celui de la Seyne.

Ce cas s'est produit à Marseille deux mois avant le 20 septembre (voir la *Gazette du Midi* de ce jour) c'est-à-dire en juillet, avant par conséquent que le choléra n'ait pris le caractère épidémique à Marseille, ville dans laquelle on en observe quelques cas tous les ans, tant elle contient ce qu'il faut pour cela, et tant il est vrai que la cause générale cholérique persiste depuis la première apparition. J'en arrive. On s'accorde à reconnaître que l'épidémie de 1865 est bien moins terrible que les précédentes, malgré l'augmentation incessante de la population, et qu'on peut attribuer cette diminution de gravité aux grands embellissements qu'elle doit à son administration non absolument communale; assainissement qu'elle n'aurait pas éprouvé sous un conseil municipal souverain, c'est positif. A Marseille comme à Paris, il a fallu faire le bien malgré ceux qui devaient en profiter. C'est l'usage ici-bas. Que Marseille assainisse son port de la Joliette, et elle sera l'une des plus belles et des plus saines villes de France.

Deux mois donc avant le 20 septembre, un matelot grec *Nactis*, parti d'Odessa le 1er juin, et le 9 du même mois de juin de Constantinople (ville qui n'a eu le choléra qu'un mois après, c'est-à dire après le 9 juillet) arriva à Marseille le 9 juillet. Ce marin avait pris un logement dans la rue du Canal, 3; il soupa à bord avec ses camarades le samedi, et il avait fait de *larges libations* dans ce repas; la nuit suivante il se sentit indisposé. Il resta *à bord* pendant toute la journée du dimanche. Dans la matinée du lundi, il se fit débarquer pour être soigné en ville. Il entra à onze heures dans sa chambre, il y mourut le même jour à sept heures du soir.

Comment! cet homme vient d'Odessa où le choléra n'existe pas; de Constantinople où le choléra ne s'était pas encore montré, et où il ne s'est développé qu'un mois après l'arrivée de cet homme à Marseille, et cet homme portait un germe cholérique en lui qu'il avait pris on ne sait où! (ceci ressemble assez aux germes de M. Pasteur) et lequel germe a peut-être été, aux yeux de ceux qui le citent, le point de départ de l'infection cholérique de Marseille qui ne s'est manifestée qu'un mois après ! ! ! Mais dites donc que Marseille l'a infecté et non qu'il a infecté Marseille !

Et les *libations larges* de ce marin ? Et l'inspiration de l'air vicié de la grande ville ? et de ses foyers d'infection ? du port surtout ? Est-ce que tout cela ne suffit pas pour être malade sans avoir besoin d'en appeler à un germe que rien ne porte à admettre ? Est-ce que s'il n'y avait pas eu à Marseille des raisons locales et générales d'une maladie extraordinaire, les excès commis par cet homme auraient eu un pareil résultat ? Est-ce que les personnes qui ont soigné cet homme ont eu le choléra immédiatement ? Est-ce que la maison où il est mort a été le point rayonnant de l'épidémie ? Rien de tout cela n'existe, et on oserait donner ce fait comme une preuve de l'importation ! En vérité il faut être bien court de bonnes preuves pour en accepter de semblables. Que Marseille reste ce qu'elle est, et elle aura toujours toutes les maladies du cadre nosologique, qu'elle se nettoie et les apparences d'importation du choléra disparaîtront avec le choléra lui-même.

Ainsi donc en 1865 comme en 1835 nous nous croyons en droit de conclure : que le choléra n'est pas contagieux. Qu'il peut, comme toute autre maladie, aider à former des foyers d'infection qu'on fait cesser comme on fait cesser tous les autres. Qu'il n'est pas démontré que ces foyers ne déterminent jamais que la maladie dont ils émanent (1).

(1) Voir le mémoire lu à la Société Médicale des Hôpitaux par le docteur Bucquoy sur le rapport de M. Blondel 1840, et 1855 dans sa séance du 11 octobre 1865, et l'*Union*, 131, 4 novembre, 1865 où il est dit que le docteur Axenfeld en faisant l'ouverture d'un cholérique s'est piqué à l'une de ses mains, et que des accidents graves mais ne ressemblant en rien au choléra et dont il ne mourra pas ! en ont été la suite, ainsi qu'il arrive du reste en pareil cas et pour toute autre maladie mortelle. Singulière contagion ! Étonnante infection ! Extraordinaire transmission que celles qui dans le foyer placé dans un milieu épidémique respectent ceux qui les bravent aussi audacieusement.

Qu'une cause, ou ce qui est la même chose, qu'une constitution atmosphérique *cholérique* existe depuis plus ou moins longtemps, et qu'elle est indépendante de nous et de nos moyens. Que seule, elle ne peut que très-accidentellement causer la mort.

Que les foyers d'infection locaux, ou les erreurs individuelles hygiéniques sont nécessaires pour aider la cause générale à produire des modifications morbides mortelles.

Que la destruction des foyers d'infection, et une conduite sage, réglée et hygiénique sont les seuls moyens prophylactiques rationnels, puissants, certains et auxiliaires indispensables de tout traitement.

En deux mots :

Que le choléra n'est pas à redouter dans un lieu sain ; que même dans un milieu semblable, si quelque prédisposition individuelle y permet son développement, on peut ne pas en mourir :

Qu'il tue la grande partie des habitants d'un lieu malsain :

Et que jamais on ne le verra sous forme épidémique grave dans un lieu sain, tandis que toujours il affectera cette allure dans un lieu malsain.

Je laisse aux esprits droits et logiques la conclusion à tirer pour se préserver du choléra et pour l'arrêter dans sa marche.

Maintenant arrivons au but de toute étude médicale :

Quel est le traitement spécifique le plus convenable une fois le mal déclaré.

Je l'ignore et nous l'ignorons tous, malgré tant et tant d'épidémies cholériques depuis bientôt plus de quarante ans. Pourquoi ? Parce que nous ne connaissons pas la *nature* du mal, c'est-à-dire l'espèce de modification produite en nous par l'état morbigène du milieu dans lequel nous devons vivre, et que cette connaissance est indispensable pour arriver à choisir l'agent particulier qui pourrait la faire cesser.

Pourquoi ne connaissons-nous pas cette *nature* ? Parce que nous ne connaissons pas celle de la cause efficiente atmosphérique qui trouble l'organisme cholériquement, et contre laquelle nous ne pouvons rien.

Pourquoi ne connaissons-nous pas la nature de cette cause efficiente atmosphérique ? Parce que nous ne sommes pas des Dieux, et qu'il n'y a guère que Dieu qui puisse connaître les changements qui se produisent dans le monde par le fait du temps ; ignorance bien fâcheuse pourtant parce que malgré que nous ne puissions pas empêcher qu'elle ne fut, ni son action sur nous, nous pourrions au moins, si nous n'en étions pas atteints et convaincus, mieux choisir les agents contraires à son influence sur l'organisme, et voir disparaître ainsi l'indécision où nous sommes, les contradictions, et les mille vues diverses souvent opposées qui surgissent à chaque période cholérique, et en faveur desquelles on trouve toujours quelque chose à dire sans pouvoir arriver à rien de certain ou de réellement satisfaisant. Le prix Bréant est à ce prix. Avis aux nombreux compétiteurs qui y pensent.

Convaincu de cela, je laisse à d'autres le soin, l'honneur et le profit de trouver le remède direct à ce mal fatal, (soin qui ressemble assez au travail et au châtiment des Danaïdes parce qu'on cherche dans le vague et l'inconnu) et m'étant aperçu que la cause efficiente, contre laquelle nous ne pouvons rien, est fortement aidée par des causes locales et individuelles contre lesquelles nous sommes tout puissants, je ne revendique que l'honneur et le profit bien moindres de fixer l'attention sur le possible et non sur l'impossible ou à peu près, et de chercher ainsi à diminuer le danger dans les épidémies cholériques autant qu'il peut être donné à l'homme de le faire en attendant mieux. La part est assez belle et bonne, et je m'en contente. On finira sans doute par me l'accorder, et par agir en conséquence lorsque après mille et mille déceptions, on finira par comprendre qu'on court après une chimère en cherchant ailleurs que dans l'hygiène la préservation de l'action d'une cause contre laquelle nous sommes impuissants, et que nous pouvons rendre indirectement presque impuissante elle-même, en lui enlevant les auxiliaires locaux ou individuels dont elle a formellement besoin pour démolir l'organisation humaine. Alors aussi on comprendra, j'espère, la presque impossibilité de gagner le prix Bréant indiqué comme il l'est. L'Académie sentira qu'il est convenable et nécessaire pour son honneur scientifique de ne plus paraître complice d'une mystification semblable involontairement faite par un homme honorable et bon, sans doute, mais ignorant en médecine, à savoir : la recherche de l'impossible, ou du moins d'une chose contre laquelle nous ne pourrions rien et que nous ne pourrions pas empêcher d'être si jamais nous venions à la connaître ; et elle emploiera enfin fructueusement pour l'humanité, un argent qui tentant trop la cupidité ignorante est cause des ennuis que doit lui causer, sans doute, la réception et la lecture des innombrables formules qu'on lui adresse, et qui ne sont bonnes qu'à faire perdre le temps à elle, à leurs inventeurs et à compromettre la science médicale en découvrant son impuissance jusqu'à ce que les physiciens ou les chimistes, auxiliaires puissants et indispensables de la médecine, puissent nous dire : le changement morbigène atmosphérique est tel, et il agit sur nous de telle manière.

Appliquons partout, aux lieux et aux hommes, les lois d'une hygiène absolue et toutes les épidémies, même la cholérique, disparaîtront pour ne plus paraître que dans le cas où une constitution médicale atmosphérique morbigène sera assez forte pour perturber *toute seule* l'espèce humaine, plus ou moins, selon les individualités ; ainsi qu'il arrive lorsqu'on empoisonne le milieu, *eau*, dans lequel doivent vivre les créatures dites poissons, et que leur mortalité est relative au degré de cet empoisonnement et à celui de la force de réaction de chaque poisson.

Tout ce qui précède a plutôt rapport à la doctrine et à la prophylaxie qu'à la thérapeutique proprement dite. Voici ce que trois épidémies, celles de 1835 de 1840 et de 1853-1854, ainsi que des études incessantes depuis lors, aidées des observations qui me sont adressées par mon fils, chirurgien de marine à Toulon, sur l'épidémie actuelle dont a tant souffert cette ville, m'ont appris relativement au traitement rationnel de ce fléau. Tous les médecins doivent apporter leur contingent de matériaux pour aider les académies à remplir la lacune fâcheuse que l'édifice médical présente sur cette question majeure, puissé-je les aider autant que je le désire.

La nature du choléra épidémique appréciable par l'induction clinique parait être *asthénique*, ou soit, une modification plus ou moins anti-vitale de l'organisme, nécessitant impérieusement dès l'abord, quand le choléra est définitivement déclaré, les *toniques*, les *excitants*, les *réchauffants*, quelquefois les *évacuants*.

Sans ces moyens un choléra algide confirmé est inévitablement mortel, et ces agents rationnellement appliqués peuvent ressusciter, pour ainsi dire, parfois, le malade le plus avancé dans l'algidité. Tout le monde en convient. Mais, « *est modus in rebus* » : tous les organismes ne sont pas les mêmes; l'infini est en eux comme en toute autre chose, et cet infini déconcerte les meilleurs plans, les meilleures combinaisons parce que, finis comme nous sommes, nous avons la tendance d'appliquer à tous le même plan, la même combinaisons thérapeutique dès que les mêmes symptômes s'offrent à nos yeux, quel que soit le sujet qui les présente. Voilà la pierre d'achoppement qui fait mettre en doute par les uns ce que d'autres préconisent, ce qui est effectivement bon dans certains cas mais ce qui ne saurait l'être dans d'autres, parce que nous oublions trop généralement et trop facilement qu'un même symptôme s'il indique que tel organe, ou même que tel organisme, en général, est malade ne nous indique pas, dans la généralité des cas, *comment* cet organe ou cet ensemble d'organes le sont.

Les malades n'ont pas tous le même âge, le même sexe, la même profession, la même organisation; tous ne sont pas du même pays, tous ne sont pas devenus malades par la même cause; la maladie qu'ils présentent n'a pas chez tous le même degré, la même durée; les uns y sont arrivés par la misère, les autres par un excès de confortable; ceux-ci étaient bien portant au moment de l'invasion, ou paraissaient l'être, ceux-là avaient en eux un certain degré d'altération organique; parmi ces derniers, le degré d'altération morbide antérieure à l'invasion du mal n'était pas égal etc. etc. etc. toujours l'infini !... et l'on voudrait appliquer à chacun le même mode de traitement? Cette prétention n'est pas soutenable, et c'est pourtant ce qu'on a l'air de penser lorsque, sans restrictions, on recommande comme un moyen puissant et certain, dans tous les cas, tel ou tel remède, telle ou telle autre médication. C'est ce qui a lieu pour le choléra. Evidemment les moyens dont nous venons de parler sont bons en général et doivent être administrés aux cholériques mais, je le répète, « *est modus in rebus*, » et avant de les employer, il faut savoir à quel malade l'on à faire si l'on ne veut pas s'exposer à produire autant de mal avec un même remède qu'il a fait du bien ailleurs. Dans le wagon où j'étais en revenant de Marseille, on parlait de l'épidémie. Une femme dit : tous les remèdes font plus de mal que de bien. La pauvre X... prit tel remède, deux heures après elle était morte. A vingt-deux ans quel dommage ! et cependant répondit sa voisine : le même remède a sauvé ma nièce.

Tâchons de mieux préciser notre pensée.

Voici deux cholériques algides, l'un est un habitant de

grande ville mal nourri, mal vêtu et mal logé, malingre, souffreteux, à sang altéré par la respiration d'un air vicié, impur et impropre à une bonne hématose ; l'autre, au contraire, habite les champs ; il a été mieux nourri, bien habillé, parfaitement logé, etc. pour une raison ou pour une autre ils tombent tous deux cholériquement malades. Le premier est arrivé à la maladie par le défaut de conditions vitales, le second par un excès contraire. (1) tous les deux sont à cette période du mal qui demande les toniques et les excitants. Irez-vous donner aux deux et pendant aussi longtemps les mêmes doses de toniques, d'excitants ?.. évidemment vous pourriez réussir à l'égard du premier, mais, évidemment aussi., vous obtiendrez un bien moins heureux résultat chez le second si vous ne vous arrêtez pas à temps et si vous continuez aussi longtemps que chez l'autre, les susdits moyens.

En voilà deux autres; l'un provient de la Suède et l'autre de l'Algérie. L'indication des toniques et des excitants se présente, tonifierez-vous et exciterez-vous également chacun d'eux ? ce serait agir anti-physiologiquement et anti-rationnellement par suite. Et à ce propos, je crois que c'est ici le lieu de faire connaître ce que ma pratique, dans le midi de la France, m'a fait adopter en fait de doses médicamenteuses. Dans les commencements je me conformais quant aux doses aux formules du Codex et, comme *Hahnemann* et *Sthall*, je m'aperçus bientôt que les quantités étaient trop fortes pour les organismes méridionaux, au point que j'en étais venu à commencer toute médication par la moitié de la dose indiquée de tout agent actif, et je reconnus que j'obtenais l'effet désiré sans perturbation trop grande de l'économie, et sans donner raison à la proposition de Sthall « *Sur dix malades il en meurt sept de remèdes donnés à trop forte dose ou mal à*

(1) Voir la page 87 de mon *Air Marin*.

propos.» Tout est relatif dans ce monde parce que tout est infini et dissemblable. Quelqu'un n'a-t-il pas dit : qu'il fallait écorcher un Russe pour le chatouiller ?

Il en serait de même si l'on avait à traiter la période algide chez deux individus dont l'un serait porteur d'une gastrite aiguë ou chronique, et dont l'autre aurait son tube intestinal exempt de toute affection maladive au moment de l'atteinte. Évidemment les toniques et les excitants, les évacuants aussi, auraient plus de chances de succès sur le second que sur le premier, et pourraient être employés plus hardiment et plus longtemps chez lui que chez l'autre. Je me rappelle avoir réussi avec ces agents sur quelques individus, comme aussi de pouvoir supposer que j'avais fait plus de mal que de bien chez d'autres par l'exaspération, probablement, d'une affection gastro-intestinale qui existait simultanément avec le choléra chez ces derniers, et dont je n'avais eu aucune connaissance.

Ceci me conduit à parler d'un symptôme gastro-intestinal sur la valeur duquel on est loin d'être d'accord encore, malgré les efforts d'un médecin aussi éminent que M. J. Guérin : cet accident morbide est la diarrhée que l'on est porté à considérer en général, comme un symptôme prémonitoire du choléra, comme une cholérine, c'est-à-dire, comme un choléra *ébauché* et commençant.

Je crois que les dissentiments que ce signe maladif provoque viennent du défaut d'entente sur la nature de la maladie en question.

Pour que la diarrhée fut un choléra commençant, ne faudrait-il pas que le choléra ne fut qu'une maladie du tube digestif? Broussais le croyait, mais nous ne sommes plus à le croire aujourd'hui; car l'expérience et une étude plus approfondie de l'affection cholérique nous portent à penser : que le choléra n'est pas seulement une gastro-entérite : que c'est une maladie générale, ou de tous les organes tant solides que liquides par conséquent, compliquée, selon les individus, de telle ou telle affection antérieure de tel ou de tel autre organe. Les choléras secs prouvent la première partie de notre proposition, et la clinique ainsi que les autopsies démontrent l'une et l'autre partie. Si le plus souvent ce sont les symptômes gastro-intestinaux qui prédominent au point de s'emparer exclusivement de l'attention de tout le monde et de leur faire prendre une fausse et insuffisante opinion de la nature et du siége du mal, c'est que le tube intestinal par sa grandeur, par son importance, par celle de ses fonctions assimilatrices et nutritives incessantes, par ses nombreuses sympathies, exprime plus fortement et d'une manière plus alarmante les mutations morbides matérielles produites en nous, et domine plus facilement la scène pathologique que tout autre organe moins essentiel que lui, et ne communiquant pas, comme lui, directement avec le monde extérieur. Or :

Si le choléra n'est pas seulement une maladie du tube intestinal, s'il est le résultat d'une modification morbide de tout l'organisme, produite par des erreurs hygiéniques en tout genre, mais surtout par l'inspiration répétée, incessante pendant un temps plus ou moins long, d'un air vicié impropre à permettre une bonne et pure hématose, et propre seulement à altérer incessamment le liquide sanguin, qui doit former le milieu intérieur dans lequel sont plongés tous nos organes, tous nos agrégats vivants; et au moyen duquel ils peuvent se débarrasser de tout ce qui a cessé de vivre comme eux, et se munir de ce qui leur manque pour continuer à fonctionner convenablement, d'une manière absolue ou relative au degré de vitalité dont ils sont doués, il est bien évident : que le choléra, mieux, que la modification morbide qui le constitue n'est pas plus dans le tube intestinal que dans le foie, le poumon, le cœur, l'encephale, que partout enfin; que l'organisme ainsi préparé (c'est-à-dire : ayant atteint l'une des limites (1) des combi-

(1) Je viens de lire les considérations sur l'origine, les causes et le

naisons matérielles, entre lesquelles oscillent les agrégations matérielles dites organiques ou vitales parce qu'elles permettent le mouvement vital, et en deçà et au-delà desquelles limites ces agrégations vitales reprennent la constitution des combinaisons inorganiques, et en cessant d'être sont dites mourir,) ressemble à une masse de poudre qui n'attend plus pour faire explosion que le contact d'une étincelle, laquelle étincelle est pour le choléra la cause générale atmosphérique à puissance cholérique qu'il n'est pas possible de ne pas admettre quoique non définie encore (1); ou, l'influence de tout autre cause d'infection du *pabulum vitæ*, pouvant faire arriver l'altération organique existant dans certains organismes, au point voulu pour que cette cause générale, toujours présente depuis quarante-huit ans, puisse avoir prise sur eux, et imprimer à cette altération le degré et la forme que la nature de cette cause lui fournit le pouvoir de donner, (c'est-à-dire *la forme dite cholérique*) à des degrés relatifs à ceux de l'altération et de la puissance réactionnelle restant à chacune de ses victimes :

Que l'on peut être cholérisé sans avoir la diarrhée, si le tube intestinal a conservé plus de *vitalité* (2) que toute autre partie de l'économie vivante; et que toute diarrhée peut fort bien ne pas être un choléra commençant, si l'organisme entier n'a pas encore été assez profondément altéré par l'influence des causes infectieuses locales ou les erreurs de régime et d'hygiène, pour ne plus pouvoir résister à l'action perturbatrice de la cause générale qui est

mode de propagation du choléra du docteur FAISSAC, et, en voyant son extension dans tout le monde en franchissant surtout des distances extrêmes, je me demande comment il se fait que l'existence de cette cause générale, puisse être mise un seul instant et par un seul médecin en question.

(1) Voir mon *Air Marin*, page 87.

(2) Par cette ontologie j'entends seulement une organisation plus normale que toute autre de l'agrégat organique.

toujours *querens quem devoret* : et qu'enfin M. Gilbert a eu raison de fixer l'attention sur l'état de la langue, et de distinguer les diarrhées bilieuses et pulpeuses des diarrhées liquides, aqueuses et blanchâtres ; de donner les premières comme l'indice d'une modification morbide moindre de l'économie et du tube intestinal, que celle qui permet une exosmose aqueuse intestinale incessante, au moyen de laquelle le sang perdant ses parties séreuses finit par prendre cette forme *gelée de groseilles*, qui n'est qu'une coagulation rendant la circulation impossible, sa stase dans tous les parenchymes inévitable, et la cessation du mouvement vital partout nécessaire et fatale, par la cessation des conditions d'humidité et de calorification au moyen desquelles seulement les actions et réactions atomistiques et moléculaires qui constituent le mouvement vital peuvent s'effectuer.

Nous avons dit en commençant ces réflexions sur la nature probable, cliniquement parlant, du choléra, que tout indiquait que cette nature était *asthénique* ; on peut donc être amené vers ce fléau épidémique par toute cause débilitante qui, diminuant le pouvoir réactif de l'organisme contre les influences modificatrices de cet organisme, permettent à ces dernières d'opérer sur lui à leur manière, et de le modifier en bien ou en mal selon leur nature propre. Or, comme les affections du tube intestinal, surtout les diarrhéïques, sont au nombre de celles dont l'effet débilitant est le plus considérable, à en juger par le brisement des forces et des jambes, par le sentiment de faiblesse indéfinissable qu'elles font éprouver, ce que l'on comprend facilement, pour peu que l'on ait quelques connaissances physiologiques, en réfléchissant à ce qui doit être la suite de la cessation d'action normale d'un organe aussi grand, aussi essentiel à la nutrition et à l'assimilation; de la suppression de son influence réparatrice normale sur tous les points de l'organisme ; du travail organique morbide anormal dont il est devenu le siége et des évacuations abondantes qui s'en suivent : lesquelles, non seulement empêchent l'abord dans le sang des matériaux alibiles indispensables au maintien de la constitution organique des agrégats vivants, mais emportent au dehors les matières qu'ils contiennent, ainsi que les parties les plus essentielles du sang, le *serum*, et quelquefois le sang lui-même ! — Or, répéterons-nous, vu l'importance extrême de la proposition, comme les affections diarrhéïques ou exosmotiques du tube intestinal sont de celles dont l'effet débilitant est le plus incontestable, il s'en suit que toute diarrhée bilieuse ou risiforme, prémonitoire ou non, doit être traitée et guérie en tout temps et en tous lieux, mais surtout en temps et en lieux cholériques.

D'où, encore, sinon l'inutilité mais au moins la moindre importance à donner à des discussions semblables, et les vœux à faire pour que les intelligences d'élite qui y prennent part, emploient les facultés éminentes dont elles sont douées à éclaircir des points bien autrement utiles et importants que celui-là.

D'après tout ce qui précède, on doit comprendre que je ne donnerai pas de nouvelles formules, que je n'indiquerai pas une nouvelle médication anti-cholérique. Dans l'immense quantité de toutes ces choses qui sont mises complaisamment au jour, et qui sont utilement relatées par les mille voix de la presse médicale ou non, on trouvera ce qu'il faudra pour le cas qui se présentera. Toutes peuvent être bonnes et utiles si elles sont appliquées à propos, toutes peuvent être nuisibles dans le cas contraire, c'est-à-dire, si elles ne sont pas adaptées aux conditions du cas présent. Voilà la difficulté. Chaque cas est un problème nouveau pour la résolution duquel il faut savoir choisir dans les nombreuses données dont nous avons parlé. Agir sur tous et en tous de la même manière, c'est agir comme maître *Jacques* et non comme médecin.

Employez les alcalins, les acides, les toniques; les excitants, l'acide sulfurique, l'esprit de camphre, etc., etc., etc., et vous ferez bien ou mal selon les cas. Cela ne me paraît pas contestable, mais cela est très-important à savoir et à répéter.

Nous avons dit que tous les remèdes annoncés pouvaient être utiles. Je demande la permission d'excepter pourtant, l'*acide carbonique* , la *digitale*, la *belladone* le *chloroforme* et certains poisons tels que le *curare*, que je crois toujours, toujours inacceptables par la thérapeutique cholérique , et pour l'emploi desquels il faut se faire une bien singulière idée du choléra. Un disciple d'Hanemann seul pourrait, ce me semble, préconiser et employer de pareils moyens ; ce qui précède ne nous permet pas d'accepter des *anti-vitaux* aussi puissants contre une maladie produite par des *anti-vitaux* aussi avérés que les foyers d'infection dont elle ressort.

Ainsi donc il ne nous reste plus à parler que de ce qu'il convient de faire lorsque l'épidémie est déclarée, et qu'une localité quelconque est envahie par elle. La peur l'a trouvé.

Ici encore nous allons nous trouver en opposition avec la manière d'agir ordinaire : que puis-je y faire? Rien autre chose qu'exposer, comme tant d'autres docteurs, mes vues, les appuyer de faits et de réflexions basées sur eux, attendre ensuite leur réfutation, et renoncer à mes convictions de trente années si on m'en démontre la fausseté, et que l'on m'en indique de plus physiologiques et de plus logiques. Je ne demande pas mieux.

Le choléra , nous sommes tous d'accord là dessus , est une maladie générale produite par une cause générale inconnue qu'aident puissamment les foyers d'infection quels qu'ils soient, mais surtout l'air vicié des grands centres de population et des lieux encombrés. Tenons-nous en là pour le moment. Or que fait-on quand il se déclare dans une de ces grandes villes, dans un de ces lieux encombrés ? On le transporte, Où ? Dans un hôpital, c'est-à-dire dans un lieu dont l'air a été qualifié de pestilentiel par le docteur Pidoux, et qui l'est toujours effectivement, plus ou moins. Eh bien ! je ne puis pas m'empêcher de dire, en voyant cela, qu'en agissant ainsi on n'obéit ni à la science, ni à la logique, ni au bon sens, ni à l'humanité ; et qu'on ne fait pas mieux que ne ferait celui qui étant appelé pour donner des soins à un homme asphyxié par le gaz du raisin en fermentation, s'empresserait de le faire transporter dans une chambre close pleine du gaz du charbon, ou d'hydrogène sulfuré ; ou encore, qui le placerait sur l'ouverture d'une fosse à vidanges ! !.. si non, tout ce que l'on dit des qualités de l'air intérieur des hôpitaux et de l'étiologie du choléra est faux et erroné. Cela vaut la reconstruction de l'Hôtel-Dieu de Paris dans Paris même, à quelques centaines de pas du lieu où il existe, et où on dit qu'il n'est pas sainement placé ! .... Il faut vraiment que le choléra soit bien moins mortel qu'on ne le suppose pour qu'on parvienne à en tant guérir dans des condition thérapeutiques aussi peu favorables ! Pour nous, convaincus de l'étiologie du choléra, et de l'influence mortifère de la respiration incessante d'un air impur et vicié par des émanations anti-vitales, il nous semble que la première indication à remplir serait de donner aux cholériques de l'air aussi pur que possible ; et qu'en conséquence, puisque les hôpitaux sont, et seront toujours à ce qu'il paraît au milieu des lieux habités, c'est-à-dire à air vicié et qu'ils vicient encore plus, le premier soin à prendre pour aider fructueusement au traitement des malades serait d'établir loin des villes, dans un lieu à air pur et vivifiant, des tentes nombreuses pour les recevoir et les enlever à l'influence de la cause principale de leur maladie ; et où la proportion et la facilité des guérisons augmenteraient d'une manière étonnante. Cela seul serait conforme à la science, à la logique, au bon sens et à l'humanité, ou, tout ce que nous pensons du choléra et de l'hygiène est faux et erroné.

Cette manière de faire ne manque pas de sanction. Je crois me rappeler que pendant la campagne de Crimée et d'après les relations médicales qui en ont été faites par les médecins militaires, les malades du typhus et du choléra qui, faute d'hôpitaux suffisants, furent traités en plein champ sous des tentes résistèrent et guérirent plus aisément et en plus grand nombre que ceux qui purent être colloqués dans les hôpitaux.

Voici ensuite ce que m'écrit mon fils à la date du 28 septembre, au moment de la plus grande intensité du fléau à Toulon.

« Je défie le choléra d'arriver à St-Mandrier. (1) Je suis attaché à la salle des cholériques, et vraiment on obtient des réactions que jamais on n'obtiendrait à Toulon. En deux heures un malade qui a un peu de moral, qui ne se laisse pas aller, arriverait-il à la dernière période du choléra, réactionne admirablement ; nous obtenons de bien beaux résultats. Tout ce que j'ai vu milite en faveur de la non-contagion, voici un fait qui prouve combien est grande l'influence d'un air pur. Un homme nous est envoyé de l'hôpital de Toulon pour une diarrhée ; placé dans une salle de fiévreux ordinaires, il reste deux jours avec les mêmes symptômes intestinaux. Le deuxième jour, il est pris de vomissements incoërcibles avec facies caractéristique, yeux bistrés, enfoncés dans les orbites, refroidissement général, crampes. Nous agissons comme à l'ordinaire. Le prévôt a l'idée de le changer de lieu et de le transporter dans l'aile du bâtiment opposée à celle où il se trouvait. On le fait habiller, et malgré ses crampes nous le forçons à marcher au pas accéléré l'espace de trois à quatre cents mètres. Arrivé dans

(1) Saint-Mandrier est un petit hameau au bord de la mer de la grande rade de Toulon, à cinq ou six milles de cette ville. On a bâti à côté de ce hameau un vaste hôpital pour la marine, isolé de toute habitation, au milieu d'un grand jardin muré, ventilé par le Nord-Ouest, et chauffé par un soleil brûlant pendant au moins dix mois de l'année.

son lit on le chausse aux moines, les vomissements cessent et dix minutes après la réaction était complète. Il se porte aujourd'hui à ravir !»

On ne se fait pas une assez juste idée, et c'est bien étonnant, de ce qui se passe dans nos poumons, c'est-à-dire de l'influence immédiatement vivifiante d'un air pur et de l'influence immédiatement funeste d'un air impur. C'est l'histoire de l'électricité qui n'a servi longtemps qu'à des amusements insignifiants et dont l'application utile n'a été faite que bien tard.

Comment ! nous connaissons les expériences de BICHAT pour prouver le changement immédiat dans le poumon du sang noir en sang rouge, et du sang rouge en sang noir ; nous n'ignorons pas que les fonctions de la muqueuse pulmonaire sont de permettre presque passivement l'action de l'air inspiré sur le sang qui traverse le parenchyme pulmonaire ; on nous démontre clairement et matériellement que de l'hydrogène sulfuré ou tout autre gaz ou substance propres à l'expérimentation, injectés dans les veines ou dans les bronches sont absorbés tels et quels tellement vite, et tellement vite portés dans le sang qu'ils parcourent tout le circuit sanguin en 5, 10, 15 ou 20 secondes et une et deux minutes au plus, de manière à pouvoir être mis, en si peu de temps, en rapport avec tous les points où le liquide sanguin aborde, c'est-à-dire partout dans l'organisme, et nous allons chercher ailleurs que dans l'inspiration incessante d'un air plus ou moins profondement vicié, comme on le fait dans les grandes villes et dans les lieux encombrés quels qu'ils soient, la raison principale de toutes les maladies générales, ou mieux, de ces prédispositions à la maladie sous l'influence de toute cause susceptible de déranger le moindremeut l'économie ! !... des preuves ? mais il en existe à ne pas savoir laquelle prendre. Je n'en relaterai que deux dont l'évidence ne saurait échapper à personne.

Le 13 décembre 1863, le bateau à vapeur la *Thémis* part de Trébisonde pour Constantinople avec cent quinze passagers Circassiens bien portants. On les garde sur le pont pour éviter le développement du typhus qui s'était produit à bord des autres bâtiments, où on avait entassé les passagers dans l'intérieur, et elle arrive à Constantinople en bonne santé (*Union N° 108 — 9 septembre 1865*).

Le 28 décembre, elle repart de Constantinople pour Trébisonde ; le pont étant couvert de neige, on permet à quarante femmes et enfants qui mouraient de froid de se mettre dans une soute au voisinage de la machine, où ils ne séjournèrent qu'environ trente six heures. Il n'en fallut pas d'avantage pour infecter le navire, et développer une épidémie qui commença par les employés de la machine et qui sévit surtout sur ceux qui avoisinaient la soute.

Mais que faut-il de plus pour comprendre et professer que la pureté du milieu dans lequel nous sommes obligés de vivre est la première et la plus indispensable condition de santé, et que toutes les autres, sans celle-ci, sont insignifiantes et illusoires ?

Le *Colosse* et le *Souverain* sont deux vaisseaux servant de caserne aux équipages de ligne dans le port de Toulon, port modèle d'infection. Avant la période cholérique ils donnaient beaucoup de fièvres typhoïdes, depuis cette période ils fournissaient assez de choléras. On les a mis en pleine mer et ils n'en ont plus présenté. Le seul cas qui s'est manifesté depuis sur le *Colosse*, a été fourni par un second maître *qui allait coucher en ville* quand il n'était pas de service !

Mais que faut-il donc de plus pour comprendre l'importance absolue de la pureté de l'air afin de ne pas être prédisposé à toute espèce de maladie ?

De tous ces faits et de toutes ces réflexions, comme aussi de ceux et de celles que contient mon ouvrage sur le choléra de Toulon de 1835, n'en ressort-il pas évidemment :

Que le choléra est une maladie moins terrible qu'on ne le suppose, puisqu'il est dû à une cause qui, sans les auxiliaires de l'infection et de la viciation du milieu propre à l'espèce humaine, ne pourrait que bien difficilement et bien rarement produire la mort :

Que c'est en outre une épidémie dont la préservation et la cessation dépendent de l'homme, puisqu'il peut par une application absolue de l'hygiène l'empêcher de se développer, et la faire cesser presque immédiatement quand elle s'est manifestée, ainsi que la peur nous l'a démontré en maints endroits, mais à la Seyne surtout naguère :

Et que les lieux infectés par lui doivent chercher en eux et non ailleurs les vraies causes de leurs malheurs, et s'ingénier à les éviter dorénavant en observant comment sont bâties, administrées et appropriées aux besoins et à la santé de l'homme, les localités où ses épidémies sont inconnues, pour se bâtir, s'administrer et s'approprier à ces besoins et aux exigences de la santé publique, comme elles le sont.

Puissent ces réflexions en faveur desquelles je réclame l'indulgence des lecteurs à cause de la forme que je leur ai donnée et de la rapidité avec laquelle elles ont été faites et écrites vu la nécessité d'arriver à temps pour ne pas être un hors-d'œuvres et s'entendre dire : *il est trop tard*, aider un peu nos maîtres à faire connaître enfin ce qu'il faut que nous pensions sur cet ennemi invisible, sujet de tant de craintes, de désastres, de dévouements et de douleurs.

Étant sur la brèche pour défendre et proclamer une opinion que je crois vraie, un appendice, écrit à mesure des faits nouveaux qui arrivent à ma connaissance, suivra ce supplément pour lequel je réclamerai et la même indulgence pour la forme et la même bienveillance pour le fonds, en faveur de ma bonne foi et de ma profonde conviction.

MARTINENQ, Docteur Médecin.

www.ingramcontent.com/pod-product-compliance
Ingram Content Group UK Ltd.
Pitfield, Milton Keynes, MK11 3LW, UK
UKHW022146190726
13855UKWH00004B/1368

9 782013 050883